Sucos Detox

170 receitas de sucos detox para emagrecer e aumentar a imunidade

Kimberly Brown

DEDICATÓRIA

Dedico este livro a meu marido, amigo e companheiro Jonathan Brown, que sempre me apoiou e motivou nos momentos difíceis, fazendo com que eu não desistisse dos meus sonhos. Meu amor, carinho, e respeito.

Sumário

Introdução

Os sucos detox ajudam aqueles que querem emagrecer e eliminam as toxinas nocivas para o organismo. Eles têm poucas calorias e são ricos em nutrientes que melhoram o desempenho do fígado. Além disso, esses sucos têm ação antioxidante, ajudando assim a fortalecer o sistema imunológico. Por serem ricos em fibras, os sucos detox também melhoram o trânsito intestinal.

Para garantir os benefícios oferecidos neste alimento, o melhor horário para tomar essa bebida é pela manhã, em jejum. Nesse horário, os nutrientes são absorvidos pelo organismo com mais facilidade. Se possível, tome o suco e espere 30 minutos para tomar o café da manhã.

Para emagrecer, combine o suco detox com uma dieta muito bem balanceada em nutrientes e pratique exercícios físicos.

Geralmente os sucos detox não tem nenhuma contraindicação. Caso você tenha algum problema digestivo, consulte um médico antes de começar a ingerir o suco detox.

Tomando os sucos detox diariamente, você obterá ótimos resultados:

Emagrecimento

Alívio do cansaço

Melhor digestão

Melhor funcionamento intestinal

Melhor humor

Melhor desempenho da memória

Efeito anti-inflamatórios

Ajuda a curar a ressaca

Aliviar a prisão de ventre

Redução do colesterol ruim

Hidratação da pele

Melhora do sono

Dicas para seu suco detox

Consuma o suco na hora, pois se guardado ele perde as propriedade. Prepare, portanto, o que for consumir para evitar desperdícios;

Coar o suco ou não, depende do gosto de quem pretende consumi-los, embora o suco coado perda todas as fibras;

Para ajudar na desintoxicação, é importante alternar os tipos de sucos, para que haja um rodízio de nutrientes para o organismo;

Não substitua as principais refeições por sucos detox. Eles podem também ser consumidos ao longo do dia, nos horários dos lanches, por exemplo;

Consuma muitos alimentos ricos em líquidos, como algumas frutas, verduras e legumes. Eles ajudarão na desintoxicação.

Evite refrigerantes, frituras, fumo, alimentos gordurosos, excesso de bebidas alcoólicas e doces. Todos esses produtos intoxicam o organismo.

Sucos Detox

1. Suco detox de abacaxi com erva cidreira

Ingredientes

2 fatias de abacaxi

10 gramas de erva-cidreira

150 ml de água de coco

Modo de preparo

Faça a infusão da erva-cidreira em 100 ml de água fervente e em seguida coloque na geladeira. Depois de bem gelado, coloque o chá da erva cidreira no liquidificador junto com o abacaxi picado e a água de coco. Bata tudo e sirva bem gelado.

2. Suco detox diurético de abacaxi com hibisco

Ingredientes

250 ml de chá de hibisco

1 fatia média de abacaxi

2 folhas de hortelã

Modo de preparo

Bata tudo no liquidificador e sirva com gelo a gosto.

3. Suco detox de abacaxi, chia, pepino e maçã verde

Ingredientes

1 maçã verde sem sementes

1 fatia de abacaxi

1 pedaço de gengibre

1 rodela de pepino

1 colher (sobremesa) de chia

100 ml de água

Modo de preparo

Bata todos os ingredientes e sirva com gelo se preferir.

4. Suco detox de abacaxi com chá verde

Ingredientes

200 ml de chá verde pronto

1 fatia grossa de abacaxi

1 pedaço de gengibre (pequeno)

8 folhas de hortelã

1 colher (chá) de semente de linhaça

Modo de preparo

Bata todos os ingredientes em um liquidificador. Adicione gelo se preferir.

5. Suco detox de abacaxi, melão e mamão

Ingredientes

100 gr de mamão (descascado e sem sementes)

100 gr de melão100 gr de abacaxi

500 ml de água gelada

Modo de preparo

Coloque todos os ingredientes no liquidificador e bata bem. Sirva a seguir.

6. Suco detox de abacaxi, manga e ameixa

Ingredientes

1 ameixa preta seca

2 fatias de abacaxi

1 fatia de manga

1 limão (sumo)

1 colher (sopa) de linhaça dourada

200ml de água de coco

3 folhas de hortelã

Modo de preparo

Deixe a ameixa hidratando na água por mais ou menos 8 horas. Depois deste período, retire a semente e bata no liquidificador. Utilize a água da ameixa no preparo do suco. Bata todos os ingredientes e beba sem coar.

7. Suco detox de abacaxi, mamão e salsinha

Ingredientes

1 xícara de polpa de mamão

2 xícaras de polpa de abacaxi

½ copo de água

1 punhado de salsinha (folhas e a parte macia do talo)

Modo de preparo

Bata tudo no liquidificador e beba sem coar.

8. Suco detox de abacaxi, hortelã e clorofila

Ingredientes

3 fatias de abacaxi

1 ramo de hortelã

1 sachê de clorofila congelada (à venda em loja de produtos naturais)

Modo de preparo

Bata todos os ingredientes no liquidificador e sirva bem gelado.

9. Suco detox digestivo de abacaxi com cenoura

Ingredientes

1 xícara (chá) de abacaxi em cubos

1 cenoura

1 xícara (chá) de talos de erva doce

1 suco de limão e raspas da casca

Modo de preparo

Em um liquidificador, bata todos os ingredientes com meio copo de água filtrada ou água de coco. Evite usar açúcar e adoçantes.

10. Suco detox de abacaxi com gengibre

Ingredientes

2 fatias de abacaxi

300 ml de água gelada

1 pedaço de gengibre picadinho

Modo de preparo

Coloque todos os ingredientes no liquidificador, bata bem e beba.

11.Suco detox de abacaxi com melancia

Ingredientes

1 fatia de melancia

1 fatia de abacaxi

Gelo a gosto

Modo de preparo

Bata todos os ingredientes no liquidificador e sirva.

12. Suco detox de abacaxi, couve e hortelã

Ingredientes

250ml de água

1 folha de couve sem talo

1 fatia de abacaxi picado

2 folhas de hortelã

Gelo a gosto

Modo de preparo

Liquidifique todos os ingredientes. Coloque o gelo e beba logo a seguir.

13. Suco detox queimador de calorias de abacaxi e ameixa

Ingredientes

2 ameixas pretas secas sem caroço

200 ml de água

1 xícara de abacaxi picado

200 ml de água de coco

1 colher de sopa de hortelã fresca picada

Gelo a gosto

Adoçante, se necessário.

Modo de preparo

Deixe as ameixa de molho na água, por 12 horas, dentro da geladeira. Após este processo, bata no liquidificador todos os ingredientes e sirva imediatamente.

14. Suco detox de abacaxi, couve e melancia

Ingredientes

1 fatia de melancia sem caroço

1 fatia de abacaxi

1 folha de couve sem talo

1 copo com água

Gelo a gosto

Modo de preparo

Bata todos os ingredientes no liquidificador e sirva imediatamente.

15. Suco detox de couve, água de coco e morango

Ingredientes

600 ml de água de coco

2 folhas de couve sem o talo

2 xícaras (chá) de morango sem o talinho

3 laranjas (caldo)

Modo de preparo

Bata no liquidificador os ingredientes com a agua de coco bem gelada. Consuma de imediato.

16. Suco detox de couve, maçã, pepino e limão

Ingredientes

150 ml de água de coco

½ limão (caldo)

1 folha de couve

1 pedaço de pepino sem casca e sem semente

1 maçã vermelha sem casca (retire a semente)

Modo de preparo

Bata os ingredientes no liquidificador. Coe e sirva com gelo a gosto.

17. Suco detox verde com couve, chicória, alface e salsinha – suco termogênico

Ingredientes

1 pepino com casca

2 maçãs pequenas com casca

2 folhas de chicória

4 folhas de couve

2 folhas de alface

1 ramo de salsinha

Gengibre ralado a gosto

Modo de preparo

Centrifugue todos os ingredientes ou bata no liquidificador com um pouco de água.

18. Suco detox de couve, gengibre, maçã e abacaxi

Ingredientes

1 folha de couve

1 maçã (tire as sementes)

2 fatias de abacaxi

1 rodela de gengibre

1 limão (caldo)

Modo de preparo

Bata todos os ingrediente no liquidificador. Beba de preferência sem coar, e coloque gelo a gosto.

19. Suco detox de couve, gengibre e laranja

Ingredientes

3 folhas de couve bem lavadas

2 laranjas sem casca

1 pedaço de gengibre sem casca

Adoçante a gosto

500 ml de água

Modo de preparo

Retire as sementes da laranja, e bata no liquidificador com a couve, o gengibre, e a água. Coe e sirva em seguida.

20. Suco detox de couve, melão, laranja, linhaça e gengibre

Ingredientes

2 folhas de couve picada

1/2 melão em cubos

1 laranja (sumo0

1 colher de sopa de linhaça dourada

1 colher de chá de gengibre

Modo de preparo

Bata os ingredientes no liquidificador. Adicione água ou água de coco a gosto.

21. Suco detox de couve, laranja, cenoura, laranja, maçã e mel

Ingredientes

2 folhas de couve

2 cenouras

1 laranja

2 maçãs

1 colher de sopa de mel

Modo de preparo

Descasques as cenouras e bata com os ingredientes no liquidificador.

22. Suco detox de couve, maçã verde e melão

Ingredientes

1 folha de couve

1 fatia de melão

½ maçã verde

200ml de água

Modo de preparo

Retire as sementes da maçã e retire a casca do melão. Bata tudo no liquidificador e consuma de imediato.

23. Suco detox com couve, cenoura, laranja, maçã e mamão.

Ingredientes

200 ml de suco de laranja

½ cenoura

4 folhas de couve

½ maçã

1/4 de mamão

Modo de preparo

Bata os ingredientes no liquidificador. Coe e consuma de imediato.

24. Suco detox de couve, maçã e hortelã

Ingredientes

2 folhas de couve sem talo

250 ml de água gelada

1 maçã com casca

3 folhinhas de hortelã

Modo de preparo

Lave bem a couve e bata todos os ingredientes no liquidificador. Sirva a seguir.

25. Suco detox de limão e maracujá

Ingredientes

Suco de 2 maracujás

2 limões (caldo)

150 ml de água filtrada

1 colher de sopa de gengibre ralado

½ xícara de couve picada

Gelo e adoçante a gosto

Modo de preparo

Bata todos os ingredientes no liquidificador, exceto a laranja e o limão. Acrescente o sumo do limão e da laranja e um pouco de água. Bata por 2 minutos e sirva.

26. Suco detox de limão, gengibre e hortelã

Ingredientes

½ limão

1 colher (sopa) de gengibre ralado

Folhas de hortelã

300 ml de água

Gelo a gosto

Modo de preparo

Bata os ingredientes no liquidificador. Coe e sirva bem gelado.

27. Suco detox de limão, ameixa, mamão e laranja

Ingredientes

1 limão (sumo)

1 laranja (sumo)

1 fatia de mamão

5 ameixas secas sem sementes

Modo de preparo

Bata todos os ingredientes no liquidificador e sirva logo.

28. Suco detox de limão, hortelã, maçã e cenoura

Ingredientes

1 limão (caldo

2 maçãs (sem sementes)

1/2 cenoura

1 folha de couve

1 punhado de hortelã

100 ml de água de coco natural

Modo de preparo

Depois de bater os ingredientes no liquidificador, coe e sirva bem gelado.

29. Suco detox de limão e chá verde

Ingredientes

100ml de suco de limão

200ml de chá verde

Raspas de gengibre

Modo de preparo

Bata todos os ingredientes no liquidificador. Coe e sirva com gelo ao gosto.

30. Suco detox com laranja, cenoura, limão, maçã e gengibre

Ingredientes

2 laranjas

4 cenouras

1 maçã

1 pedaço de gengibre

1 limão

100 ml de água

Modo de preparo

Tire as sementes da laranja, a casca e o talo do limão. Bata todos os ingredientes no liquidificador. Coe se preferir, e sirva logo em seguida.

31. Suco detox de limão, manjericão e hortelã

Ingredientes

1 limão (caldo)

3 folhas de hortelã

3 folhas de manjericão

500 ml de água

5 pedras de gelo

Stevia ou sucralose para adoçar

Modo de preparo

Bata os ingredientes no liquidificador e sirva.

32. Suco detox de limão, cenoura e linhaça

Ingredientes

4 cenouras sem casca

2 limões (caldo)

1 colher (sopa) de linhaça triturada

Modo de preparo

Bata todos os ingredientes no liquidificador e sirva em seguida. Consuma em jejum para melhor absorção.

33. Suco detox de limão, banana, pera e maçã

Ingredientes

1 banana

1 pera sem sementes

1 maçã sem sementes

½ limão (caldo)

500 ml de água gelada

Modo de preparo

Bata todos os ingredientes e sirva a seguir.

34. Suco detox antioxidante de limão, manga e hortelã

Ingredientes

½ xícara (chá) de manga cortada em cubos

1 cenoura cortada em rodelas

1 limão (sumo)

½ maço de hortelã

Modo de preparo

Bata tudo no liquidificador. Coe e sirva bem gelado a seguir. Use mel para adoçar.

35. Suco detox de limão, abóbora moranga, maçã e gengibre

Ingredientes

1 copo de abóbora

1 pedaço de gengibre a gosto

1 limão (caldo)

2 maçãs sem sementes

1 punhado de semente de girassol

Modo de preparo

Bata todos os ingredientes no liquidificador. Coe e sirva em seguida com gelo a gosto.

36. Suco de limão, laranja-lima e alface

Ingredientes

1 limão pequeno (sumo)

2 laranjas-lima (sumo)

6 folhas de alface

½ copo de água

Modo de preparo

Bata todos os ingredientes no liquidificador por 2 minutos. Coe e consuma imediatamente.

37. Suco detox de limão, couve e mel

Ingredientes

1/2 limão (caldo)

1 folha de couve sem talo

1 copo de água gelada

Mel para adoçar

Modo de preparo

Bata a couve com a água e o mel no liquidificador. Depois de batido, adicione o caldo de meio limão. Misture e beba.

38. Suco detox de melancia e gengibre

Ingredientes

3 fatias de melancia (retire os caroços)

1 colher de chá de gengibre ralado

1 colher de chá de linhaça triturada

Modo de preparo

Junte todos os ingredientes e bata no liquidificador. Consuma bem gelado.

39. Suco detox de melancia com linhaça

Ingredientes

2 fatias de melancia

Suco de 1 limão

1 colher de café de gengibre ralado

1 colher de chá de linhaça triturada

Mel de agave

Gelo a gosto.

Modo de preparo

Descasque a melancia e retire os caroços. Rale o gengibre e esprema o limão na hora do preparo. Liquidifique os ingredientes e sirva.

40. Suco detox de melancia, maçã e gengibre

Ingredientes

2 xícaras de melancia sem sementes

1/2 maçã pequena sem semente

1 colher de sopa de gengibre

1/2 limão (sumo)

50 ml água

Modo de preparo

Bata todos os ingredientes no liquidificador e sirva bem gelado.

41. Suco detox de melancia, açaí, gengibre e linhaça

Ingredientes

2 fatias de melancia sem sementes

1 colher (sopa)de açaí

1 colher (chá) de gengibre

1 colher (chá) de linhaça triturada

1 limão (caldo)

Modo de preparo

Bata todos os ingredientes no liquidificador. Em seguida coe e sirva bem gelado.

42. Suco detox de melancia e laranja

Ingredientes

1 copo de melancia picada

1 copo de suco de laranja

Gelo a gosto

Modo de preparo

Coloque todos os ingredientes no liquidificador, bata e sirva.

43. Suco detox de melancia, canela, limão e água de coco

Ingredientes

1 fatia de melancia

½ limão (sumo)

1 colher de café de canela

250 ml de água de coco

Modo de preparo

Bata todos os ingredientes no liquidificador. Sirva com gelo a gosto.

44. Suco detox de melancia, salsão, broto de alfafa, maçã e laranja

Ingredientes

2 fatias grossas de melancia

1 maço pequeno de salsinha

2 maçãs sem sementes

2 talos de salsão com as folhas

3 talos de erva-doce (ou funcho)

1 cenoura descascada

2 laranjas sem sementes

2 folhas de couve

1 pepino inteiro

1 pera se sementes

1 punhado de brotos de alfafa

Modo de preparo

Bata no liquidificador. Utilize mel para adoçar. Coe se preferir.

45. Suco detox de melancia com hortelã

Ingredientes

1 fatia bem grossa de melancia sem semente

12 folhas de hortelã

Gelo a gosto

Modo de preparo

Bata a melancia com a hortelã no liquidificador. Sirva com gelo.

46. Suco de melancia, pepino e maçã

Ingredientes

2 fatias de melancia sem caroço

3 maçãs (retire a semente)

1 pepino com casca sem sementes

Modo de preparo

Bata no liquidificador todos os ingredientes. Se preferir, coe e sirva bem gelado.

47. Suco detox de goji berry , morango, beterraba, uva e laranja

Ingredientes

¼ xícara de beterraba crua

1 colher de goji berry desidratada

1 xícara de framboesa e morangos congelados

100 ml de água de coco

50 ml de suco de laranja

50 ml de suco de uva integral

Modo de preparo

Bata todos os ingredientes no liquidificador ou centrifugue. Sirva a seguir.

48. Suco detox de goji berry e morango

Ingredientes

1 xícara de morangos frescos

1 colher de sopa de goji berry seca

200 ml de água de coco

2 colheres de sopa de suco de uva branca

Gelo a gosto

Adoçante, se necessário.

Modo de preparo

Lave bem os morangos, retire o talinho verde. Bata com os ingredientes no liquidificador.

49. Suco detox de goji berry, pimentão, cenoura e champignon

Ingredientes

200 ml suco de cenoura

200 ml suco de pimentão amarelo

2 colheres (chá) de gojiberry desidratada

50 ml suco de erva-doce

100 ml suco de limão

50 ml de suco de champignons frescos

Modo de preparo

Bata todos os ingredientes no liquidificador ou centrifugue. Sirva com gelo a gosto.

50.Suco detox energizante de goji berry, melancia, agrião, alface e linhaça

Ingredientes

1 banana

1 fatia de melancia se semente

1 punhado de agrião

3 folhas de alface

1 colher (sopa) de Goji Berry hidratada

1 colher (sopa) de sementes de girassol

1 colher (sopa) de linhaça triturada

1 copo de água de coco gelada

Modo de preparo

Bata todos os ingredientes no liquidificador e sirva bem gelado.

51. Suco detox rosa de goji berry , beterraba, gengibre e suco de cranberry

Ingredientes

2 colheres de beterraba crua ralada

meia maçã sem semente

1 lasca de gengibre

200ml de suco de cranberry

1 colher de goji berry hidratada

Modo de preparo

Bata todos os ingredientes e beba em seguida.

52. Suco detox de goji berry, gengibre , mel e água de coco

Ingredientes

½ colher (sopa) de gengibre ralado

½ colher (sopa) de raspas de laranja

½ xícara (chá) de Goji Berry (hidratada)

1 colher (sopa) de mel

1 xícara (chá) de água de coco

Modo de preparo

Bata todos os ingredientes no liquidificador até obter uma mistura consistente Adicione a água de coco e o gelo.

53. Suco detox de goji berry, beterraba, morango, laranja e água de coco

1 colher (sopa) de beterraba crua

1 colher (sopa) de goji berry

1 colher (sopa) de morangos picados sem o talinho

150 ml de água ou água de coco

50 ml de suco de laranja

Modo de preparo

Bata todos os ingredientes no liquidificador e sirva imediatamente.

54. Suco detox de goji berry, cenoura, erva-doce, limão e champignons

Ingredientes

200 ml suco de cenoura

200 ml suco de pimentão amarelo

2 colheres (chá) de Goji Berry

50 ml suco de erva-doce

100 ml suco de limão

50 ml de suco de champignons frescos

Modo de preparo

Centrifugue separadamente a cenoura, o pimentão, os champignons e a erva-doce. Coloque tudo no liquidificador, e acrescente em seguida o suco de limão, da erva-doce e o chá de goji berry. Bata tudo e sirva.

55. Suco detox de beterraba com iogurte e laranja

Ingredientes

1 beterraba pequena

1/2 pote de iogurte natural desnatado

100 ml de água gelada

1 laranja (sumo)

Modo de preparo

Bata todos os ingredientes no liquidificador, e sirva logo.

56.Suco detox de beterraba, laranja, morango e iogurte

Ingredientes

1 beterraba pequena e lavada

4 morangos

1 laranja (suco)

1 copo de água gelada

1 iogurte natural desnatado

Modo de preparo

Centrifugue a beterraba. Bata com os outros ingredientes e sirva de imediato. Adicione gelo, se preferir.

57. Suco detox de beterraba, aipo, espinafre e coentro

Ingredientes

4-5 talos de aipo

1 beterraba pequena cortada em cubos

1 xícara de espinafre

1 maço de coentro

1 colher (chá) de sal marinho

Modo de preparo

Bata todos os ingredientes no liquidificador. Coe e sirva em seguida.

58. Suco detox com beterraba, maçã e erva-doce

Ingredientes

1/2 xícara (chá) de talo de erva-doce picada

1/2 beterraba picada com as folhas

2 maçãs sem o miolo

1 xícara (chá) de água

Adoçante a gosto

Modo de preparo

Bata bem todos os ingredientes no liquidificador. Sirva com gelo a gosto.

59. Suco detox de beterraba, maçã e cenoura

1 cenoura com casca

1 beterraba sem casca

1 maçã com casaca

100 ml de água

Modo de preparo

Bata todos os ingredientes no liquidificador, coe e sirva gelado.

60. Suco detox de beterraba, laranja, cenoura e gengibre

Ingredientes

1 beterraba, sem casca e picada

1 cenoura pequena sem casca

1 laranja (suco)

150 ml de água

Gengibre a gosto

Modo de preparo

Bata todos os ingredientes no liquidificador. Consuma em seguida.

61. Suco detox de beterraba, pepino e cenoura

Ingredientes

½ beterraba

½ pepino

3 cenouras

Modo de preparo

Lave os ingredientes, descasque as cenouras e bata tudo no liquidificador. Consuma de imediato.

62. Suco detox de beterraba, goji berry, framboesa e hibisco

Ingredientes

1 colher de sopa de beterraba crua

1 colher de sopa de goji berry hidratada

1 colher de sopa de framboesa fresca ou congelada

200 ml de chá de hibisco

Modo de preparo

Bata os ingredientes no liquidificador por 2 minutos. Sirva a seguir.

63. Suco detox de beterraba, maçã, gengibre, limão e linhaça

Ingredientes

1 beterraba pequena com casca

1 maçã com casca (retire as sementes)

1 colher (sopa) de farinha de linhaça

1 colher (chá) de gengibre

1 limão (caldo)

200 ml de água

Modo de preparo

Bata no liquidificador a beterraba, a maçã, a água, o sumo do limão e o gengibre. Peneire essa mistura e coloque de volta no liquidificador. Acrescente a linhaça, um pouco de gelo, e bata mais uma vez.

64. Suco detox de beterraba, morango, romã e suco de uva

Ingredientes

1 colher (sopa) de beterraba crua

1 colher (sopa) de semente de romã

1 colher (sopa) de morango fresco

1 colher (sopa) de folha de hortelã

50 ml de suco de uva orgânico

200 ml de água de coco

Modo de preparo

Bata todos os ingredientes no liquidificador. Coe e sirva com gelo, se preferir.

65. Suco detox de beterraba, salsão, gengibre e pitaya roxa

1 copo de água de coco

1 pitaya roxa

½ beterraba

½ limão espremido siciliano

1 talo de salsão

1 pedaço de gengibre a gosto

Modo de preparo

Coloque os ingredientes no liquidificador e bata bem. Adicione gelo a gosto.

66. Suco detox termo de beterraba, couve, gengibre, maçã e chia

Ingredientes

1 beterraba pequena

2 folhas de couve

¼ xícara de salsa

1 maçã sem sementes

1 limão (sem casca)

1 pedaço de gengibre pequeno

1 colher de sopa de sementes de chia

Água alcalina

Modo de preparo

Bata todos os ingredientes no liquidificador. Coe se preferir.

67. Suco detox rosa com semente de romã, hortelã, mirtilo e uva

Ingredientes

1 colher de sopa de beterraba crua

1 colher de sopa de semente de romã

1 colher de sopa de mirtilo fresco ou congelado

1 colher de sopa de folha de hortelã

50 ml de suco de uva

200 ml de água de coco

Modo de preparo

Bata todos os ingredientes no liquidificador e sirva bem gelado.

68. Suco detox de lichia e romã

Ingredientes

1 xícara de lichia descascada e sem semente

1/2 xícara de romã

1 colher de chá de essência de baunilha

Modo de preparo

Bata todos os ingredientes até ficar bem consistente. Adicione gelo a gosto.

69. Suco detox hidratante energético de lichia, pêssego e água de coco

Ingredientes

6 lichias

1 pêssego (sem a semente)

150 ml de água de coco

Modo de preparo

Bata bem todos os ingredientes no liquidificador e sirva.

70. Suco detox para pele perfeita

Ingredientes

200 ml de água de coco

8 framboesas

8 mirtilos

Folhas de alecrim

Modo de preparo

Coloque todos os ingredientes em um liquidificador e bata. Não é necessário coar.

71. Suco detox calmante

Ingredientes

Polpa de um maracujá

1 fatia grossa de abacaxi

3 colheres (sopa) de manjericão

1 colher (sopa) de salsinha

3 copos de água de coco

2 colheres (sopa) de biomassa de banana-verde

Modo de preparo

Coloque todos os ingredientes no liquidificador e bata bem. Coe e sirva com gelo a gosto.

72. Suco detox de frutas vermelhas, alecrim e água de coco

Ingredientes

200 ml água de coco

8 unidades amora

8 unidades framboesa

1 colher (sobremesa) de folhas de alecrim

Modo de preparo

Bata todos os ingredientes no liquidificador. Coe e sirva gelado.

73. Suco detox de frutas vermelhas e melão

Ingredientes

1 xícara (chá) de acerola

4 xícaras (chá) de melancia, sem sementes

1 xícara (chá) de melão

½ xícara de amoras

Gelo a gosto

Modo de preparo

Bata os ingredientes no liquidificador. Basta coar e servir a seguir.

74. Suco detox de morango, framboesa, mamão, maçã e cenoura

Ingredientes

4 morangos

2 cenouras

1/4 de mamão formosa

4 framboesas

1 maçã

200 ml de água

Modo de preparo

Bata todos ingredientes no liquidificador. Utilize água gelada para deixar o suco mais refrescante.

75. Suco detox desintoxicante de frutas vermelhas e sementes

Ingredientes

8 morangos

1 mão cheia de mirtilos

1 mão cheia de framboesas

1 mão cheia de espinafres

1 tomate

½ pepino

1 colher de sementes de linhaça

1 colher de sementes de girassol

1 copo de água gelada

Modo de preparo

Coloque todos os ingredientes no liquidificador. Bata bem e consuma de imediato.

76. Suco detox de chá verde, uva e água de coco

Ingredientes

1 copo de água fervente

1 sachê de chá verde

5 uva verde sem caroços

1 copo de água de coco

Adoçante a gosto

Gelo a gosto

Modo de preparo

Prepare o chá verde com a água quente. Após esfriar, coloque todos os ingredientes com o chá no liquidificador e bata bem. Coe e sirva com gelo.

77. Suco detox de chá verde, abacaxi, hortelã e água de coco

Ingredientes

2 fatias de abacaxi picado

250 ml de água de coco

3 folhinhas de hortelã

1 colher (sobremesa) de chá verde em pó

Modo de preparo

Bata bem todos os ingredientes. Sirva com gelo se preferir.

78. Suco detox de chá verde, couve, linhaça e maçã

Ingredientes

1 xícara (chá) de água

1 colher (chá) da erva do chá verde

1 folha de couve

1 colher (sobremesa) de semente de linhaça

½ maçã com casca e sem sementes

Modo de preparo

Bata todos os ingredientes no liquidificador. Beba sem coar.

79. Suco detox de chá verde, maçã, amêndoas e batata Yacon

Ingredientes

1 batata yacon

1 maçã sem sementes

200 ml de chá verde

3 amêndoas

Gelo a gosto

Modo de preparo

Descasque a batata Yacon e bata com os outros ingredientes até ficar homogêneo. Sirva a seguir.

80. Suco detox de chá verde, hortelã e gengibre

Ingredientes

2 colheres (sopa) da erva do chá verde

800 ml de água

Folha de hortelã a gosto

5 rodelas de gengibre

Mel e gelo a gosto

Modo de preparo

Bata todos os ingredientes no liquidificador e consuma em seguida.

81. Suco detox de chá verde, melão e gengibre

Ingredientes

2 xícaras de chá verde pronto

3 rodelas de gengibre

2 fatias de melão

Gelo a gosto

Modo de preparo

Bata os ingredientes no liquidificador até obter uma mistura homogênea. Beba a seguir.

82. Suco detox de tomate com pimenta – redutor de gordura

Ingredientes

200 ml de suco de tomate pronto

25 ml de suco de limão

2 gotas de pimenta Tabasco (a gosto)

Água com gás

Modo de preparo

Bata tudo no liquidificador. Consuma com gelo a gosto.

83. Suco detox de tomate, pimenta, pepino e sal marinho

Ingredientes

3 1/2 xícaras de tomates picados

2 xícaras de pepino em cubos

1 talo de aipo

1/2 colher (chá) de pimenta preta

1/4 colher (chá) de pimenta-caiena

1/2 colher (chá) de sal marinho.

Modo de preparo

Bata todos os legumes cortados. Em seguida, adicione o sal marinho, a pimenta caiena e a pimenta preta. Adicione algumas gotas de stevia se preferir um suco mais doce.

84. Suco detox de tomate limão, goiaba e morango

Ingredientes

Ingredientes

1 tomate salada

1 goiaba vermelha

5 morangos sem o talo

1 limão espremido

3 cubos de gelo

250ml água filtrada

Modo de preparo

Bata todos os ingredientes no liquidificador. Sirva a seguir.

85. Suco detox de tomate, couve, cenoura e pimenta

Ingredientes

1 bandeja de tomate Sweet Grape (tomate uva)

2 folhas de couve

Meia cenoura

1/2 limão (caldo)

Sal a gosto

Pimenta do reino moída a gosto

200 ml de água

Modo de preparo

Bata todos os ingredientes e sirva com gelo.

86. Suco detox termogênico de tomate, gengibre, pimenta e limão - para curar ressaca

Ingredientes

200ml de suco de tomate

1 colher (sopa) de gengibre

1/3 de colher de chá de pimenta caiena

1 limão (caldo)

Modo de preparo

Coloque todos os ingredientes no liquidificador e bata. Sirva em seguida.

87. Suco detox de tomate, hortelã, maracujá e gengibre

Ingredientes

1 bandeja de tomate Sweet Grape (tomate uva)

5 folhas de hortelã

Meio maracujá azedo

1 rodela de gengibre

200 ml de água

Modo de preparo

Junte todos os ingredientes e bata no liquidificador.

88. Suco detox de tomate, cenoura, agrião, espinafre, e pimenta

Ingredientes

2 tomates

1 xícara de agrião picado

3 cenouras médias

½ xícara de espinafre

½ xícara de coentro

½ colher(chá) de pimenta preta moída

1 colher (chá) de sal kosher

Modo de preparo

Bata bem todos os ingredientes no liquidificador. Se preferir, decore a bebida com folhas de coentro.

89. Suco detox de berinjela, laranja e chia germinada

Ingredientes

2 rodelas de berinjela

2 colheres de chia germinada

250 ml de suco de laranja

100 de água gelada

Modo de preparo

Coloque todos os ingredientes no liquidificador e bata por 2 minutos. Sirva com gelo a gosto.

90. Suco detox de berinjela e limão - seca barriga

Ingredientes

1 berinjela crua

2 litros de água

4 limões (sumo)

Modo de preparo

Corte a berinjela com a casca. Em uma jarra com a água, coloque as fatias da berinjela e adicione o sumo dos limões. Deixe gelar a noite para consumir no dia seguinte.

91. Suco detox de berinjela, alface, espinafre, maracujá, chia e água de coco

Ingredientes

5 folhas de espinafre

1 folha de alface

1 maracujá (polpa)

1/2 berinjela picada

200 ml de água de coco

1 colher (sopa) de semente de chia

Modo de preparo

Bata todos os ingredientes e sirva em seguida. Adoce com adoçante, se preferir.

92. Suco detox de batata Yacon, amêndoas e maçã - pós-treino

Ingredientes

½ batata-doce ou batata Yacon (menos calórica)

6 amêndoas

1 maçã pequena sem sementes

Modo de preparo

Descasque a batata e bata todos os ingredientes no liquidificador. Coe e sirva a seguir.

93. Suco detox de batata Yacon, cenoura, salsinha e agrião

Ingredientes

½ batata Yacon

5 cenouras descascadas

4 ramos de salsinha

4 ramos de agrião

Modo de preparo

Centrifugue todos os ingredientes e sirva em seguida.

94. Suco detox de batata doce, pêssego, maçã, mirtilo e canela

Ingredientes

1 batata doce

2 pêssegos maduros, sem caroço (ou peras)

1 maçã vermelha sem sementes

1 punhado de mirtilos

Pitada de canela

Gelo a gosto

Modo de preparo

Descasque a batata doce e liquidifique todos os ingredientes. Coe e sirva a seguir.

95. Suco detox de batata-doce, pepino, maçã, hortelã, couve e gengibre

Ingredientes

1 pedaço médio de batata-doce sem casca

1 maçã com casca (retire a semente)

1 pepino com casca

3 ramos de hortelã

2 folhas de couve

1 pedaço de gengibre sem casca

Gelo a gosto

Modo de preparo

Bata todos os ingredientes. Coe e sirva a seguir.

96. Suco detox de uva, limão, gengibre e canela - termogênico anti-oxidante

Ingredientes

200ml de suco de uva integral

1 limão com casca

Gengibre a gosto

Canela a gosto

Modo de preparo

Bata todos os ingredientes no liquidificador. Coe, e sirva em seguida.

97. Suco detox de uva, abacaxi, gengibre, laranja, cravo da índia e canela

Ingredientes

210ml de suco de uva integral

2 fatias de abacaxi

½ colher (chá) de gengibre ralado

½ copo de suco de laranja

½ colher (chá) de canela em pó

Um pouquinho de cravo da índia

7 copos de água filtrada

Modo de preparo

Bater tudo no liquidificador e consuma de imediato.

98. Suco detox de uva com água de coco

Ingredientes

5 uvas verdes sem sementes

200 ml de água de coco (1 copo)

Cubos de gelo a gosto

Modo de preparo

Bata os ingredientes no liquidificador. Use as uvas congeladas ao invés de usar o gelo, se quiser um suco mais refrescante e saboroso.

99. Suco detox de uva, kiwi e maçã verde

Ingredientes

1 cacho pequeno de uva verde sem caroço

1 maçã verde sem caroço

1 kiwi

1,5 litros de água

Gelo

Modo de preparo

Bata todos os ingredientes no liquidificador e sirva a seguir.

100. Suco detox de uva, blueberries e hortelã

Ingredientes

30 uvas roxas

1 punhado de blueberries

1 punhado de hortelã

Modo de preparo

Bata todos os ingredientes no liquidificador. Adicione gelo a gosto.

101. Suco detox de uva, kiwi e laranja lima

Ingredientes

1 xícara de uva Itália sem sementes

3 kiwis

1 laranja lima (sumo)

200 ml de água

Modo de preparo

Descasque os kiwis e bata com os outros ingredientes. Adicione gelo a gosto.

102. Suco detox de uva, gengibre e canela em pó.

Ingredientes

200 ml de suco de uva

2 colheres (chá) de gengibre

1 colher (café) de canela em pó

Modo de preparo

Bata os ingredientes no liquidificador. Adicione gelo se desejar.

103.Suco verde detox de maçã, aipo, salsinha, hortelã, limão e gengibre

Ingredientes

1 folha de couve sem talo

1 maçã vermelha com casca (retire as sementes)

2 talos de aipo

1 fatia de gengibre

1 punhado de hortelã

1 punhado de salsinha

1 limão (caldo)

1/2 copo de água de coco

Modo de preparo

Bata tudo junto e sirva.

104. Suco verde detox de pepino, maçã, salsão, couve e brotos – suco antioxidante

Ingredientes

2 pepinos com casca

1 maçã com casca

6 talos de salsão (ou aipo)

1 xícara (chá) de broto (girassol, alfafa, ou brócolis)

3 folhas de couve sem o talo

Modo de preparo

Bata todos os ingredientes no liquidificador ou centrifugue com um pouco de água.

105. Suco verde detox de couve, limão, pepino, maçã e hortelã – suco diurético

Ingredientes

1 folha de couve

1/2 limão (polpa e casca)

1/2 pepino japonês com casca

1 maçã com casca, sem sementes

5 folhas de hortelã

200 ml de água gelada

Modo de preparo

Remova o miolo e as sementes do limão. Liquidifique ou centrifugue. Sirva sem coar.

106. Suco verde detox de chicória, couve, alface, salsa e gengibre – suco metabólico

Ingredientes

2 folhas de chicória

4 folhas de couve

2 folhas de alface

1 pepino com casca

2 maçã pequenas com casca

1 ramo de salsa (ou salsinha)

Gengibre ralado a gosto

Modo de preparo

Centrifugue ou bata todos os ingredientes com um pouco de água.

107. Suco verde detox de maçã, pepino, couve, hortelã, brotos, gengibre e couve-flor

Ingredientes

1 maçã com casca e sem semente

1 pepino médio

3 folhas de couve

8 folhinhas de hortelã

1 punhado de broto de linhaça ou girassol

2 rodelas de gengibre fresco

3 botões de couve-flor cru

Modo de preparo

Bata todos os ingredientes no liquidificador. Coe e sirva em seguida.

108. Suco verde detox de couve, maça, cenoura, limão, gengibre e inhame

Ingredientes

3 folhas de couve

2 maçãs sem sementes

1 cenoura descascada

Pedacinhos de inhame e gengibre

1 limão (caldo)

1 copo de água filtrada

Modo de preparo

Bata todos os ingredientes no liquidificador. Coe e sirva com gelo a gosto.

109. Suco verde detox de quinoa, couve, manga e farinha de banana verde

Ingredientes

300 ml de água de coco fresca

1/3 manga grande

1 colher (chá) de farinha de banana verde

1 colher (sobremesa) de amaranto em flocos

1 colher (sopa) de quinoa em flocos

2 folhas de couve sem os talos

Gelo a gosto

Modo de preparo

Coloque todos os ingredientes no liquidificador e bata por 3 minutos. Coe e sirva com gelo a gosto.

110. Suco verde detox de couve, salsão, abacaxi, gengibre e água de coco

Ingredientes

2 folhas de couve

2 talos de salsão

1 rodela de abacaxi

1 fatia de gengibre

150 ml de água de coco (ou água filtrada)

Modo de preparo

Coloque todos os ingredientes no liquidificador e bata. Sirva sem coar.

111. Suco verde detox de espinafre, maçã, alface, pimenta e limão

Ingredientes

3 maçãs

2 xícaras de espinafre picado

1/2 xícara de folhas de alface

1/4 colher (chá) de pimenta caiena

1 colher(chá) sal kosher

1 limão (sumo)

Modo de preparo

Bata todos os ingredientes e sirva em seguida.

112. Suco verde detox de salsinha, salsão, espinafre, limão, pepino, maçã e gengibre

Ingredientes

350 ml de água

1 limão (caldo)

Um pouco de salsinha

2 talos de aipo ou salsão

1 xícara de chá de espinafre

4 rodelas de pepino

2 maçãs verdes (sem semente)

1 pedaço pequeno de gengibre

Gelo a gosto

Modo de preparo

Bata todos os ingredientes no liquidificador. Coe e sirva bem gelado.

113. Suco verde detox de repolho, limão, aipo, coentro e cúrcuma - suco pós-ressaca

Ingredientes

1/2 repolho verde de tamanho pequeno

1 limão sem sementes (caldo)

1 talo de aipo com as folhas

1 colher de sopa de folhas frescas de coentro

1/2 colher de chá de curcuma

Modo de preparo

Bata todos os ingredientes no liquidificador ou centrifugue. Adicione o suco de limão, um pouco de água mineral ou água de coco.

114. Suco verde detox de espinafre, chia, água de coco e blueberry

Ingredientes

1 punhado de espinafre

1 colher de chia

200 ml de água de coco

1 punhado de blueberry (mirtilo)

Modo de preparo

Em um liquidificador, bata todos os ingredientes.

115. Suco detox de acelga, maçã, água de coco e hortelã

Ingredientes

1 folha média de acelga com o talo

1 maçã com casca (retire as sementes)

150 ml de água de coco

4 folhas de hortelã

200 ml água.

Modo de preparo

Coloque todos os ingredientes no liquidificador e bata. Sirva sem coar.

116. Suco detox de coentro, alface, pera, canela em pó, aveia e iogurte natural

Ingredientes

1 banana

½ pera sem semente

5 folhas de alface

1 raminho de coentro

1 copo de aveia

1 copo de água fresca

1 colher de café de canela em pó

1 iogurte natural

Modo de preparo

Bata todos os ingredientes e sirva a seguir.

117. Suco detox diurético de hibisco, morango e hortelã

Ingredientes

50 ml de água filtrada

1 colher de chá de hibisco desidratado

6 morangos (congelados para ficar mais refrescante)

3 folhas de hortelã fresco

100 ml de água filtrada

Modo de preparo

Prepare o chá de hibisco em 50 ml de água fervente. Deixe descansar por 10 minutos. Coe e reserve. Bata todos ingredientes com os 100 ml de água filtrada e sirva a seguir.

118. Suco detox diurético de hibisco e melancia

Ingredientes

4 fatias de melancia sem sementes

1 copo de chá de hibisco gelado

Modo de preparo

Prepare o chá do hibisco e coe. Depois de deixar na geladeira por um período, bata com a melancia e consuma de imediato.

119. Suco detox de hibisco, limão e capim limão

Ingredientes

1 limão (sumo)

3 colheres (sopa) capim limão

500 ml Infusão de hibisco (chá)

Modo de preparo

Bata todos os ingredientes no liquidificador. Peneire e sirva a seguir com gelo a gosto.

120. Suco detox de hibisco, couve, cenoura, gengibre – suco termogênico

Ingredientes

1 folha de couve

1 cenoura pequena

1 colher (chá) de gengibre ralado

500 ml Infusão de hibisco (chá)

Modo de preparo

Bata todos os ingredientes no liquidificador. Coe e sirva em seguida.

121. Suco detox de limão, gengibre e hortelã - suco termogênico

Ingredientes

½ limão

300 ml de água

1 colher (sopa) de gengibre em pedaços ou ralado

Gelo a gosto

Folhas de hortelã

Modo de preparo

Bata todos os gengibre e a hortelão com a água. Adicione o sumo do limão e água. Bata por 2 minutos e sirva a seguir.

122. Suco detox de blueberries, banana, gengibre e leite de amêndoa

Ingredientes

1 xícara de leite de amêndoa (ou leite de sua preferência)

¼ xícara de blueberries

1 banana congelada

1 pedaço de gengibre

Água alcalina

Modo de preparo

Bata todos os ingredientes no liquidificador e consuma em seguida.

123. Suco detox de melancia, amoras e couve

Ingredientes

1/4 melancia sem sementes

2 punhados de amoras

6 folhas de couve

Modo de preparo

Liquidifique todos os ingredientes e sirva a seguir.

124. Suco detox de melancia, couve e gengibre

Ingredientes

3 fatias de melancia sem sementes

2 folhas de couve sem talo

1 colher(chá) de gengibre

Gelo a gosto

Modo de preparo

Lave bem os ingredientes e bata no liquidificador. Coloque um pouco de água se ficar muito grosso.

125. Suco detox de melancia, água de coco, hortelã e limão – suco diurético antioxidante

Ingredientes

2 fatias de melancia sem sementes

180 ml de água de coco

1 ramo de hortelã

1 limão (caldo)

Modo de preparo

Coloque tudo no liquidificador e bata. Sirva a seguir.

126. Suco detox de melancia, gengibre e linhaça – suco anti-colesterol

Ingredientes

3 fatias de melancia

1 colher (chá) de gengibre

1 colher (chá) de linhaça triturada

Modo de preparo

Coloque todos os ingredientes no liquidificador e bata bem. Sirva com gelo a gosto.

127. Suco detox de melancia e aipo – suco diurético

Ingredientes

2 fatias médias de melancia sem sementes

1 talo de aipo com as folhas

Modo de preparo

Bata as duas fatias de melancia e o talo de aipo com as folhas no liquidificador. Beba em seguida.

128. Suco detox de maracujá, couve e cenoura

Ingredientes

3 colheres (sopa) de polpa de maracujá

1 folha de couve

½ cenoura picada

150 ml de água

Modo de preparo

Bata todos os ingredientes no liquidificador e sirva gelado.

129. Suco detox de maracujá e cenoura

Ingredientes

200 ml suco de maracujá

1 cenoura média

Gelo a gosto

Modo de preparo

Bata a cenoura com o suco do maracujá (não muito concentrado). Utilize adoçante se preferir. Sirva em seguida.

130. Suco detox de maracujá, morango, alface, iogurte e castanha-do-pará

Ingredientes

Polpa de 1 maracujá

2 morangos sem o talinho

1 talo de alface

1 copo de iogurte desnatado

1 colher de levedo de cerveja

1 colher de lecitina da soja

1 castanha-do-pará

Mel a gosto

Modo de preparo

Bata todos ingredientes no liquidificador e sirva em seguida.

131. Suco detox amarelo de maracujá, manga e água de coco

Ingredientes

300 ml de água de coco

2 mangas

Polpa de 1 maracujá

1 punhado de semente de girassol germinada

Modo de preparo

Bata todos os ingredientes. Coe e consuma de imediato.

132. Suco detox de laranja, maçã, limão, cenoura, gengibre e água de coco

Ingredientes

2 laranjas (sumo)

1 maçã (retire as sementes)

1 limão (sumo)

1 pedaço de gengibre

4 cenouras

500 ml de água de coco ou agua filtrada

Modo de preparo

Bata todos os ingredientes muito bem e sirva a seguir.

133. Suco detox de laranja, lima, acerola e morango – suco imunoestimulante

Ingredientes

2 laranja (sumo)

1 lima (sumo)

6 acerolas

4 morangos sem o talo

Modo de preparo

Bata todos os ingredientes em um liquidificador. Coe e adicione gelo a gosto.

134. Suco detox vitaminado de laranja, morango e aveia

Ingredientes

3 laranja

1 polpa de morango ou 3 unidades da fruta fresca

1 colher (sopa) de aveia

Modo de preparo

Bata todos os ingredientes no liquidificador e sirva sem coar.

135. Suco detox de laranja-lima, limão e alface – suco anti-ansiedade

Ingredientes

1 limão pequeno (caldo)

2 laranja-lima (caldo

6 folhas de alface

½ copo de água mineral ou filtrada

Modo de preparo

Bata tudo no liquidificador, coe e sirva com gelo a gosto.

136. Suco Detox de laranja, couve e gengibre

Ingredientes

2 laranjas (sumo)

3 folhas de couve sem talo

1 litro de água

1 gengibre descascado.

Modo de preparo

Bata todos os ingredientes juntos e sirva em seguida.

137. Suco Detox de laranja, couve, morango, e água de coco

Ingredientes

3 laranjas (suco)

400ml de água de coco

2 folhas de couve sem talo

2 xícaras (chá) de morango sem o talinho verde

Modo de preparo

Lave a couve. Bata todos os ingredientes e sirva.

138. Suco detox de chia, morango e água de coco

Ingredientes

1 xícara (chá) de morango sem o talinho verde

2 xícaras (chá) de água de coco

1 colher (sobremesa) de sementes de chia

Gelo a gosto

Modo de preparo

Bata tudo no liquidificador e consuma de imediato.

139. Suco detox total clean

Ingredientes

50 ml de água

1 rodela de pepino

1 maçã verde

1 fatia de abacaxi

1 pedacinho pequeno de gengibre

1 colher (sobremesa) de chia

1 folha de couve

Gelo a gosto

Modo de preparo

Bata todos os ingredientes no liquidificador, exceto a chia. Depois de bater bem, acrescente a chia e sirva em seguida.

140. Suco detox antioxidante e anti-inflamatório

Ingredientes

1 xícara de framboesas congeladas sem açúcar

3/4 xícara de amêndoas ou leite de arroz

1/4 de xícara de cereja

1 1/2 colher de sopa de mel

2 colheres de chá de raspas de gengibre fresco

1 colher de chá de linhaça

1-2 colheres de chá de sumo de limão fresco

Modo de preparo

Bata todos os ingredientes no liquidificador. Acrescente o sumo do limão a gosto.

141. Suco detox nutritivo

Ingredientes

½ pera

¼ de abacate

1 xícara de espinafre

¼ de xícara de água de coco

1 xícara de leite de amêndoa

1 colher de chá de sementes de chia

1 colher de proteína em pó (de cânhamo, abóbora ou ervilha)

Água filtrada

Modo de preparo

Bata todos os ingredientes no liquidificado e sirva em seguida.

142. Suco detox revigorante

Ingredientes

2 rodelas médias de abacaxi descascado

3 rabanetes

1 punhado de folhas de dente-de-leão

Modo de preparo

Corte os ingredientes em tiras. Misture bem e centrifugue. Sirva em seguida.

143. Suco detox para saciar a fome

Ingredientes

200 ml de água de coco

1 banana

1 maça

½ mamão

1 colher (sopa) gérmen de trigo

Mel ou adoçante a gosto

Modo de preparo

Bata todos os ingredientes no liquidificador, menos o gérmen de trigo. Acrescente-o na hora de servir.

144. Suco detox power

Ingredientes

2 morangos sem os talinhos

1 fatia de melão

1 fatia de abacaxi

1 pêssego sem caroço

2 damascos secos

1 punhado de espinafre

1 colher (sopa) de lecitina de soja

1 colher (sopa) de semente de linhaça

Modo de preparo

Bata os ingredientes no liquidificador. Sirva com gelo a gosto.

145. Suco detox de abacate inibidor de apetite

Ingredientes

½ abacate pequeno

½ maçã (retire as sementes)

1 xícara (chá) de leite de soja

Gelo a gosto

Modo de preparo

Bata todos os ingredientes no liquidificador.

146. Suco detox energético

Ingredientes

4 ameixas pretas sem caroço

1 fatia de abacaxi

1 polpa de acerola

½ copo de Ades® de coco ou abacaxi

1 iogurte desnatado

3 folhas de couve

Modo de preparo

Coloque todos os ingredientes no liquidificador. Bata bem e sirva a seguir.

147. Suco detox relaxante

Ingredientes

1 punhado de folhas de alface

½ cenoura

1 colher (chá) de mel

Modo de preparo

Descasque a cenoura e bata como os ingredientes no liquidificador. Tome meia hora antes de dormir.

148. Suco detox antioxidante 2

Ingredientes

00 ml suco de cenoura

200 ml suco de pimentão amarelo

2 colheres (chá) de gojiberry

50 ml suco de erva-doce

100 ml suco de limão

50 ml de suco de champignons frescos

Modo de preparo

Bata todos os ingredientes no liquidificador e sirva.

149. Suco detox antioxidante 3

Ingredientes

1 cenoura

1 limão (sumo)

½ manga

½ maço de hortelã

Modo de preparo

Bata todo os ingredientes no liquidificador. Coe e sirva gelado. Use mel para adoçar.

150. Suco detox rejuvenescedor

Ingredientes

2 colheres (sopa) de couve crua picada

½ maçã

3 morangos (ou frutas vermelhas)

3 colheres (sopa) de vinagre de maçã ou de vinho tinto

1 colher (sobremesa) de linhaça triturada

200 ml de água

Modo de preparo

Bata bem todos os ingredientes no liquidificador.

151. Suco detox anti-estresse oxidativo

Ingredientes

50g de morangos sem o talinho.

50g de mirtilos

½ manga

Modo de preparo

Corte a manga em pedaços e bata todos os ingredientes juntos.

152. Suco detox para hidratar e saciar a fome

Ingredientes

1 copo de água de coco

½ maçã sem casca e sem sementes

½ pera sem casca e sem sementes

3 folhas de hortelã

1/4 mamão papaya

1 colher (sopa) de linhaça

Modo de preparo

Bata bem todos os ingredientes. Adicione gelo a gosto e sirva.

153. Suco detox de inhame

Ingredientes

1 inhame pequeno cru (descascado)

1 maçã sem sementes

1 limão thaiti (caldo)

1 laranja sem sementes

1 pedaço pequeno de gengibre

500 ml de água gelada

Adoçante à gosto

Modo de preparo

Leve tudo ao liquidificador e bata bem. Coe e sirva a seguir.

154. Suco detox de água de kiwi, melão e hortelã

Ingredientes

1 xícara de água de coco

1 colher (sopa) de mel

1 fatia de melão sem sementes

1 kiwi

Hortelã a gosto

Modo de preparo

Após retirar a casca do kiwi e do melão e cortá-los em pedaços, bata bem todos os ingredientes no liquidificador. Sirva com gelo a gosto.

155. Suco detox de clorofila

Ingredientes

1 rodela de gengibre

¼ de pepino (sem casca)

3 folhas de alface

1 colher (sopa) de aveia

2 folhas de couve manteiga

1 litro de água bem gelada

1 maçã com casca e sem sementes

Modo de preparo

Bata todos os ingredientes no liquidificador e sirva.

156. Suco detox de maçã e kiwi

Ingredientes

2 maças (retire as sementes)

1 kiwi descascado

300 ml de água

Modo de preparo

Centrifugue os ingredientes e beba em seguida.

157. Suco detox de toranja, cenoura, pimentão amarelo, gengibre e beterraba

Ingredientes

2 toranjas

3 cenouras grandes

1 pimentão amarelo

1 kiwi

1/2 xícara de gengibre descascado

1 beterraba pequena

6 gotas de stevia

Modo de preparo

Bata bem todos os ingredientes até obter uma mistura homogênea. Acrescente algumas gotas de stevia para adocicar, se preferir.

158. Suco detox de ameixa, mamão, laranja e linhaça

Ingredientes

5 ameixas pretas secas

1 fatia de mamão

1 laranja descascada e sem sementes

2 colheres (sopa) de semente de linhaça dourada)

200 ml água mineral

Modo de preparo

Deixe as ameixas hidratarem por 8 horas em um copo com água. Após este período, bata todos os ingredientes no liquidificador. Não é necessário coar.

159. Suco detox de cenoura e aipo

Ingredientes

02 cenouras

02 talos de aipo

01 xícara de água (se preferir, utilize água com gás)

Adoçante a gosto

Modo de preparo

Descasque a cenoura e bata tudo no liquidificador. Se preferir, adicione gelo.

160. Suco detox com cenoura, linhaça e limão

Ingredientes

4 cenouras sem casca

1 colher (sopa) de linhaça triturada

2 limões (sumo)

Modo de preparo

Bata todo os ingredientes no liquidificador. Não peneire.

161. Suco detox de cenoura, maçã, e chia

Ingredientes

1 cenoura

1 colher (sopa) de chia

1 maçã (retire as sementes)

200 Ml de água de coco

Folhinhas de hortelã a gosto

Modo de preparo

Corte todos os ingredientes e bata, menos a chia. Depois de bem batido, acrescente a chia.

162. Suco detox de melão com mamão

Ingredientes

½ xícara cheia de melão picado

½ xícara cheia de mamão-papaia

150ml de água de coco

Modo de preparo

Bater todos os ingredientes no liquidificador, coe e sirva.

163. Suco detox de maçã, salsão e limão

Ingredientes

1 maçã sem casca e sementes

½ xícara de chá de salsão cortado em cubinhos

250 ml de água de coco

50 ml de sumo de limão

1 xícara de chá de gelo

Modo de preparo

Bata todos os ingredientes no liquidificador e sirva a seguir.

164. Suco detox de carqueja, maçã, limão e linhaça

Ingredientes

1 maçã

1 folha de couve ou qualquer outra folha verde-escura

1 colher (sopa) de linhaça triturada

1 copo de chá de carqueja

Gotas de limão a gosto

Modo de preparo

Prepare o chá de carqueja com antecedência, pois ele tem que estar frio. Bata bem todos os ingredientes no liquidificador, coe e sirva a seguir.

165. Suco detox de brócolis, tomate e espinafre

Ingredientes

200 g de brócolis

200 g de espinafre

2 tomates

Modo de preparo

Centrifugue os ingredientes e sirva a seguir.

166. Suco detox de brócolis, couve, laranja, cenoura e maçã

Ingredientes

2 folhas de couve manteiga

2 folhas de couve-de-bruxelas

1 rama de couve-flor

1 rama de brócolis

4 cenouras

1 maçã pequena

1 copo de suco de laranja

Modo de preparo

Bata todos os ingredientes no liquidificador e sirva com gelo. Adoce com mel.

167. Suco detox de brócolis, gengibre, abacaxi, maçã e couve

2 colheres (sopa) de brócolis picados

1 colher (sobremesa) de gengibre ralado

1 limão cortado em cubos

½ maçã sem semente

1 fatia de abacaxi

1 folha de couve

Modo de preparo

Bata todos os ingredientes, coe e sirva a seguir.

168. Suco detox de agrião, rúcula e laranja

Ingredientes

1 xícara (chá) de rúcula picada

1 xícara (chá) de agrião picado

1 copo de água mineral ou de coco

2 laranjas (sumo)

Modo de preparo

Bata tudo no liquidificador ou na centrífuga. Consuma de preferência, sem coar e sem adoçar.

169. Suco detox de rúcula, abacaxi, erva doce, hortelã e limão

Ingredientes

3 folhas de rúcula

1 fatia de abacaxi

2 talos de erva doce

3 folhas de hortelã

1 limão (sumo)

200 ml de água

Modo de preparo

Bata todos os ingredientes no liquidificador e sirva a seguir com gelo a gosto.

170. Suco detox de espinafre, laranja, tomate, alho e rabanete - suco para baixar o colesterol

Ingredientes

2 laranjas

1 tomate

1 dente de alho ou cebola vermelha ¼ (reduza a quantidade se o estômago for sensível)

2 folhas de espinafre

1 rabanete

Modo de preparo

Bata todos os ingredientes no liquidificador e adicione água a gosto.

Alimentos detox e seus benefícios

Abacaxi: é diurético, facilita a digestão, especialmente de carnes, e desobstrui o fígado.

Abacate: esse alimento se encontra na lista detox devido às suas fibras e antioxidantes. Algumas pessoas o evitam porque ele é rico em gorduras, mas desde que a diferença entre gorduras boas e ruins ficou mais conhecida, o abacate vem ganhando o respeito devido.

Agrião: é uma verdura que se destaca por seu alto poder diurético, que combate a retenção de líquidos e além disso oferece minerais ao corpo.

Aipo: além de ser diurético, melhora a circulação sanguínea, ajuda na digestão dos alimentos e evita o acúmulo de gases.

Alecrim: o alecrim é rico em minerais como o potássio, cálcio, sódio, magnésio e fósforo. Ingerir essas vitaminas e minerais favorece a perda de peso em função da ação diurética.

Água de coco: é rica em vitaminas, minerais, aminoácidos, carboidratos, antioxidantes, enzimas e outros fito nutrientes que ajudam o corpo a funcionar com mais eficiência. Devido ao seu conteúdo eletrolítico (mineral iônico) semelhante ao plasma humano, a água de coco tem o reconhecimento internacional como melhor reidratante oral.

Beterraba: tem muitos benefícios à saúde, é rica em magnésio e vitamina C, que são propriedades detox. A beterraba ajuda na desintoxicação do fígado e no controle do colesterol.

Brócolis: o brócolis aparece em todo lugar sempre que alimentos saudáveis são mencionados. Isso é porque ele é muito nutritivo. O brócolis está na lista de alimentos detox porque trabalha especificamente com as enzimas do fígado para transformar as toxinas em algo que o corpo possa eliminar facilmente.

Blueberry (mirtilo): apesar de sua cor azul, pertence à família das frutas vermelhas e é um fruto que contém muitos antioxidantes, estes consistem num grupo de minerais e vitaminas. O consumo de blueberry é benéfico à nossa saúde, pois melhora a nossa memória e coordenação motora.

Berinjela: a berinjela, de baixíssimo teor calórico, só tem 30 calorias para cada 100 gramas, além disso, é rica em fibras, minerais, vitaminas e carboidratos. Na berinjela você encontra vitaminas do Complexo B, vitamina K, vitamina C, potássio, ferro, zinco, cálcio e magnésio. Ela ajuda na prevenção de doenças como câncer, doenças do coração e diabetes, além de contribuir para um melhor funcionamento do cérebro. A berinjela é rica em antioxidantes como a tripsina, e em ácido clorogênico.

Capim-Limão: é uma erva que é muito usada na Tailândia e outras partes do mundo como uma forma natural de limpar vários órgãos de uma vez. Ela não somente ajuda o fígado, mas também os rins, bexiga e o trato digestivo. Além disso essa erva ajuda a ter uma pele melhor, na circulação e digestão.

Chá verde: é um poderoso diurético muito indicado para a perda de peso. O chá verde é auxilia na eliminação das toxinas do corpo e ainda ajuda a regular o colesterol.

Chicória: é nutritiva e serve como fonte das vitaminas A, B6 e C, além de oferecer fibras, proteínas, carboidratos, potássio, cálcio, ferro e magnésio ao organismo.

Chia: a chia é um alimento funcional que tem uma característica interessante de provocar a saciedade dado o seu efeito mucilaginoso – retém muita água, aumentando em até 20 vezes o seu volume o que provoca a saciedade pois preenche o estômago. Mas muito cuidado! Ela também pode provocar, pelo mesmo efeito, a obstipação quando a quantidade de água que se bebe é pouca ou insuficiente. A chia é rica em ômega-3, cálcio, magnésio, manganês e fósforo, proteínas, fibras e antioxidantes.

Couve: contém doses de ferro, que ajudam na formação de hemoglobina que transporta oxigênio para os tecidos. A couve contém muitos nutrientes e também age como uma forma de ajudar a limpar os rins, órgãos que devem ser limpos em qualquer detox.

Cenoura: por ser rica em betacaroteno, substância que ativa a melanina, é muito consumida no verão por quem deseja ficar bronzeada. O betacaroteno presente na cenoura, assim como as vitaminas, tem efeito antioxidante, portanto, retarda o envelhecimento das células e, especialmente, da pele, mantendo-a longe das rugas e linhas de expressão por muito mais tempo. As vitaminas A, B e C, estimulam o sistema nervoso e das nossas defesas orgânicas, prevenindo doenças. A cenoura beneficia os olhos, pele, cabelos, ossos e as mucosas.

Cranberry: é uma fruta pouco conhecida no Brasil, mas é bastante procurada e consumida pelos mercados americano e europeu. A cranberry é muito conhecida pelos benefícios à saúde do trato urinário.

Dente-de-leão: o dente-de-leão pode ajuda a ter um fígado saudável. Essa planta tem muitas propriedades de cura para o fígado, e assim não deve ser ignorada em uma detox.

Espinafre: é rico em sais minerais importantes, como o ferro, o fósforo e o cálcio. O espinafre tem altas concentrações de vitaminas do complexo B e A e, por isso, contribui para a saúde de maneira geral.

Frutas cítricas: sendo ricas em vitamina C, têm poder diurético. Consuma suco de limão, de laranja, que ajuda a limpar o fígado, e a uva, que além de desintoxicar, tem propriedades digestivas.

Gengibre: o gengibre estimula a digestão, alivia a prisão de ventre e ativa o metabolismo. Ele é rico em fibras, é digestivo e refrescante.

Goji Berry: são frutas vermelhas parecidas com uvas, originárias do noroeste da China e do Tibete. Além de serem ótimas fontes de antioxidantes, as goji berries são fontes de minerais e vitaminas como ferro, selênio, zinco, fósforo, cobre e das vitaminas B1, B2, B6 e vitamina E. Ajudam na prevenção de doenças cardiovasculares e inflamatórias.

Hibisco: o chá de hibisco emagrece por ser muito rico em várias substâncias benéficas, como ácidos orgânicos, flavonoides e antioxidantes. Essas substâncias combatem problemas como a retenção de líquidos e o acúmulo de gorduras em regiões como a barriga e os quadris.

Hortelã: Esta planta de folhas aveludadas traz em suas folhas e flores propriedades antiespasmódicas, estomáquicas, estimulantes, tônicas, antissépticas, anestésicas, vermífugas, calmantes e inúmeras propriedades que auxiliam no bom desenvolvimento e manutenção da nossa saúde corporal e bem estar. Além destas propriedades, as folhas de hortelã são ricas em vitaminas como a A, B e C, sais minerais como ferro, cálcio e potássio.

Inhame: o consumo do inhame é aconselhado principalmente para as mulheres. Ele ameniza cólicas menstruais e os outros sintomas da TPM, estimula a libido, aumenta as defesas do organismo e possui hormônios vegetais importantes na menopausa. O inhame contém propriedades anti-inflamatórias em número elevado, e o consumo regular do inhame faz diminuir a celulite e o acúmulo de líquidos e toxinas no corpo, colaborando assim com o emagrecimento. São encontrados nele diversos nutrientes e vitaminas importantes em especial a vitamina B1, e a vitamina B5, que reforça o sistema imunológico.

Linhaça: é considerada um alimento funcional, trazendo benefícios para o coração, intestino e até mesmo prevenindo alguns tipos de câncer. Mas o benefício principal da linhaça é o emagrecimento, pois suas fibras atuam na liberação da glicose no sangue e reduzem o acúmulo de gordura no corpo.

Maracujá: ajuda a prevenir várias doenças, e ajuda no emagrecimento. O maracujá contém antioxidantes que atuam tanto na conservação dos alimentos quanto no organismo, prevenindo o organismo da produção de células cancerígenas e do envelhecimento precoce. Essa fruta ainda possui vitaminas do complexo B, fósforo, cálcio, ferro, potássio, vitaminas A e C.

Melancia: tem propriedade refrescante e diurética, ajudando a limpar o organismo. Estudo divulgaram que o consumo regular de melancia é benéfico para homens e mulheres prevenindo a disfunção erétil, a hipertensão. Essa fruta é rica em licopeno, que é um poderoso antioxidante carotenoide que neutraliza radicais livres, substâncias nocivas ao corpo.

Maçã: Antiácida, ativa o fígado e dissolve o ácido úrico, que retêm líquidos. As maçãs são muito nutritivas, excelente fonte de vitaminas e minerais: contêm vitaminas A, B1, B2, niacina, vitaminas C e E, pectina e sais minerais como fósforo, magnésio, enxofre, potássio e ferro.

Morango: Cada morango tem aproximadamente 5 calorias. Além disso, o morango tem propriedades diuréticas, é rico em vitamina C, que ajuda na cicatrização dos ferimentos, fortalece a parede dos vasos sanguíneos melhorando a circulação e aumenta a absorção do ferro combatendo a anemia.

Melão: é excelente para repor sais minerais após uma atividade física em que o corpo perde muito líquido.

Pepino: o pepino possui fibras, sendo ótimo para o sistema digestivo, também fortalece fígado e rins, cabelos e unhas, tudo isso, graças à quantidade de sílica e flúor. É alcalinizante, mineralizante, refrescante, calmante, laxante, emoliente e estimulante. O pepino é um diurético natural que ajuda na dissolução de cálculos renais, além de ser aliado ao rejuvenescimento da pele, pois é rico em potássio, e este favorece a flexibilidade dos músculos e dá elasticidade às células da pele.

Pitaya: é muito rica em vitaminas, minerais e oligossacarídeos. Essa fruta consegue diminuir o colesterol, retardar o envelhecimento celular e ainda regular os níveis de açúcar no sangue. Nela se encontra o Ômega 3, que é rico em magnésio e cálcio, minerais que turbinam a imunidade do organismo.

Quinoa: a quinoa é um dos alimentos mais completos em valor nutricional. Cada 100 gramas de quinoa contêm 15 gramas de proteínas, 68 g de carboidratos, 9,5 mg de ferro, 286 mg de fósforo, 112 mg de cálcio, 5 g de fibras e 335 kcal. A quinoa é ricas em ômega 3, ômega 6, vitaminas, minerais e fibras.

Romã: é fruta cheia de nutrientes. Possui propriedades terapêuticas que beneficiam a saúde e a beleza. Sua polpa é rica em fibras, vitaminas e minerais, que auxiliam a eliminar o mau colesterol.

Salsa: a salsa é rica em muitas vitaminas vitais, incluindo a vitamina C, B 12, K e A. Esta erva ajuda a manter o sistema imunológico resistente, fortifica os ossos e contribui para a saúde do sistema nervoso.

Toranja: é rica em fibras e nutrientes, e faz o corpo entrar em ação para se desintoxicar. Os efeitos da toranja na perda de peso são bem estabelecidos, e uma razão pode ser porque ela faz o fígado queimar gordura.

Uva: a uva tem na sua constituição carboidratos, iodo, fósforo, proteínas e vitaminas A, B e C, sendo por isso muito benéfico para a nossa saúde. São muitas as propriedades benéficas desta fruta e o consumo regular ajuda a prevenir vários problemas de saúde, como complicações cardíacas, tensão/pressão alta, problemas de estômago e nos rins.

Vegetais verdes: por terem alto teor de clorofila, ajudam a eliminar toxinas do fígado, rins, pâncreas e cólon. Alguns exemplos são a alcachofra, acelga, alface, brócolis, e espinafre.